BEI GRIN MACHT SICH IHR WISSEN BEZAHLT

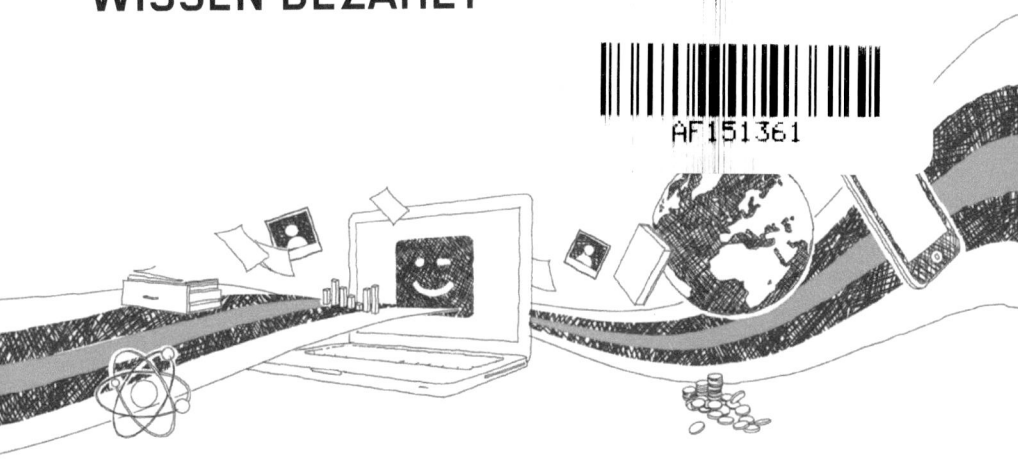

Reza Fathollah Nejad Asl

Die elektronische Patientenkarte in ausgewählten Ländern der Europäischen Union

Frankreich, Deutschland, Slowenien, Österreich und Italien - Eine vergleichende Bestandsanalyse

GRIN Verlag

Bibliografische Information der Deutschen Nationalbibliothek:

Die Deutsche Bibliothek verzeichnet diese Publikation in der Deutschen National-
bibliografie; detaillierte bibliografische Daten sind im Internet über http://dnb.d-
nb.de/ abrufbar.

Dieses Werk sowie alle darin enthaltenen einzelnen Beiträge und Abbildungen
sind urheberrechtlich geschützt. Jede Verwertung, die nicht ausdrücklich vom
Urheberrechtsschutz zugelassen ist, bedarf der vorherigen Zustimmung des Verla-
ges. Das gilt insbesondere für Vervielfältigungen, Bearbeitungen, Übersetzungen,
Mikroverfilmungen, Auswertungen durch Datenbanken und für die Einspeicherung
und Verarbeitung in elektronische Systeme. Alle Rechte, auch die des auszugsweisen
Nachdrucks, der fotomechanischen Wiedergabe (einschließlich Mikrokopie) sowie
der Auswertung durch Datenbanken oder ähnliche Einrichtungen, vorbehalten.

Impressum:

Copyright © 2006 GRIN Verlag GmbH
Druck und Bindung: Books on Demand GmbH, Norderstedt Germany
ISBN: 978-3-640-19031-7

Dieses Buch bei GRIN:

http://www.grin.com/de/e-book/111836/die-elektronische-patientenkarte-in-ausge-
waehlten-laendern-der-europaeischen

GRIN - Your knowledge has value

Der GRIN Verlag publiziert seit 1998 wissenschaftliche Arbeiten von Studenten, Hochschullehrern und anderen Akademikern als eBook und gedrucktes Buch. Die Verlagswebsite www.grin.com ist die ideale Plattform zur Veröffentlichung von Hausarbeiten, Abschlussarbeiten, wissenschaftlichen Aufsätzen, Dissertationen und Fachbüchern.

Besuchen Sie uns im Internet:

http://www.grin.com/

http://www.facebook.com/grincom

http://www.twitter.com/grin_com

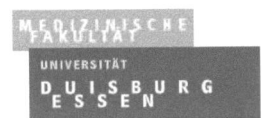
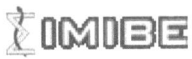

MEDIZINISCHE FAKULTÄT DER UNIVERSITÄT DUISBURG-ESSEN

INSTITUT FÜR MEDIZINISCHE INFORMATIK,

BIOMETRIE UND EPIDEMIOLOGIE (IMIBE)

Sommersemester 2006

Seminararbeit im Rahmen der Veranstaltung:

GRUNDLAGEN MEDIZINISCHER INFORMATIONSVERARBEITUNG

Thema der Arbeit:

Die elektronische Patientenkarte in ausgewählten Ländern der Europäischen Union

Frankreich, Deutschland, Slowenien, Österreich und Italien

–

Eine vergleichende Bestandsanalyse

eingereicht von:

Reza Fathollah Nejad
6. Semester Medizin-Management (B.Sc.)

INHALTSVERZEICHNIS

DARSTELLUNGSVERZEICHNIS

1. EINLEITUNG

1.1. EINFÜHRUNG IN DIE ARBEIT

Derzeit gibt es europaweit Anstrengungen zur Anwendung von E-Health und Gesundheitstelematik als Mittel die Gesundheitssysteme zu modernisieren und international wettbewerbsfähig zu machen.

Bei den zahlreichen Modellen kann grob eine Differenzierung vorgenommen werden. Einige Systeme arbeiten mit Netzmodellen (wie Dänemark oder Großbritannien), bei anderen handelt es sich um Kartenmodelle.

Die vorliegende Arbeit befasst sich mit ausgesuchten Kartenmodellen und zeigt den aktuellen Stand der einzelner Projekte zur elektronischen Patientenkarte in fünf Ländern der Europäischen Union: Frankreich, Deutschland, Slowenien, Österreich und Italien (Region Lombardei).

Die elektronische Patientenkarte stellt eine gesundheitstelematische Anwendung dar. Deshalb erfolgt zu Beginn der Arbeit eine Definition des Begriffes Gesundheitstelematik, um anschließend die Motive telematischen Handelns aufzuzeigen.

Im Haupt- bzw. Ergebnisteil werden die fünf Projekte vorgestellt.

Dazu werden jeweils die organisatorischen Merkmale dargestellt mit einem Blick auf die gesetzliche Grundlage. Bei den Modellen in Deutschland und Frankreich werden zusätzlich Aspekte der Weiterentwicklung ihrer bisherigen Kartensysteme aufgezeigt. Ferner wird so nicht nur ein Blick in die bisherigen Entwicklungen geworfen, sondern auch die absehbaren und vorgesehenen Weiterentwicklungen der einzelnen Patientenkarten werden mit besonderem Augenmerk auf die Kartendateninhalte betrachtet.

Schließlich erfolgt im letzten Teil die Diskussion der Ergebnisse der Arbeit.

1

1.2. TELEMATIK IM GESUNDHEITSWESEN: DIE PATIENTENKARTE

Der Begriff Telematik ist aus den Wörtern **Tele**kommunikation und Infor**matik** zusammengesetzt und geht in seiner Erstverwendung auf den 1978 veröffentlichten Bericht von Simon Nora und Alain Minc an den französischen Staatspräsidenten zurück. Sie bezeichnen Telematik als *„Verflechtung zwischen Rechnern* [Datenverarbeitungsanlagen] *und Telekommunikationsmitteln"*[1].

Die Gesundheitstelematik bezeichnet für die Weltgesundheitsorganisation (World Health Organization, WHO) die Anwendung der Telematik im Bereich des Gesundheitswesens in den Gebieten der *„globale*[n] *Gesundheitsförderung, Krankheitskontrolle und Krankenversorgung sowie Ausbildung, Management und Forschung"*[2].

Was sind aber die **Motive telematischen Handelns** insbesondere im Gesundheitswesen?

Eine qualitativ hochwertige Versorgung des Patienten benötigt ein umfassendes Kommunikationswesen. So können mit Hilfe von Informations- und Kommunikationstechnologien die relevanten Informationen für Leistungserbringer und Kostenträger zeitnaher und bedarfsgerechter zur Verfügung stehen.[3]

Durch den Einsatz von Telematikanwendungen wie der Patientenkarte wird idealerweise nicht nur eine Optimierung der Versorgungsqualität erreicht, sondern auch Kosten können eingespart werden.[4] Beispielhaft sei hier die Kosteneinsparung als Folge des Medienwechsels von konventionellen (Rezept in Papierform) hin zu digitalen Medien (elektronisches Rezept) genannt.

---

[1] Vgl. Krüger / Reschke (2002), S. 15.
[2] Lehmann (2005), S. 675.
[3] Vgl. Dierks / Nitz et al. (2003), S. 17ff.
[4] Vgl. Pfeiffer (2005), S. 24.

Letztlich kann der Einsatz von Telematik im Gesundheitswesen eine Verbesserung der Datenerhebung für statistische Zwecke – wie Epidemiologie, Gesundheitsökonomie und Gesundheitssystemforschung – erzielen.[5]

Diese Motive schaffen damit auch die Ausgangssituation für die Einführung bzw. Verwendung von Patientenkartenmodellen.

2. MATERIAL UND METHODEN

Die Suchstrategie war für jedes einzelne Länderprojekt sehr unterschiedlich.

Für das Projekt der elektronischen Gesundheitskarte (Deutschland) wurde vorwiegend auf deutsche Publikationen und Bücher zurückgegriffen. Ferner wurden auch unterschiedliche deutschsprachige Datenbanken mit Hilfe des Angebotes des Deutschen Instituts für medizinische Dokumentation und Information (DIMDI) im Internet (http://www.dimdi.de) gesucht.

Im gesamten Zeitraum der Literaturrecherche wurde über das Internet auf die MEDLINE-Datenbank (Datenbank der National Library of Medicine, Zugriff über http://www.pubmed.org) zugegriffen, jedoch konnte nur eine wissenschaftliche Publikation für den Bereich der HIC (Slowenien) genutzt werden. Bei den Projekten aus Frankreich, Slowenien und Italien wurden fast ausschließlich fremdsprachige Quellen benutzt.

Die verwertbaren Quellen zum Carte Vitale 2 – Projekt lagen fast ausschließlich in französischer Sprache vor; so auch bei dem Kartenprojekt CRS-SISS der Lombardei, die nahezu ausschließlich in italienischer Sprache vorlagen. Für die HIC (Slowenien) konnte auf englische Texte zurückgegriffen werden.

Da es sich bei allen Modellen um staatlich initiierte Projekte handelt, wurde auch gezielt nach veröffentlichten Informationen und Publikationen in den jeweiligen Internetangeboten der Gesundheitsministerien gesucht. Im Falle der CRS-SISS in der Lombardei (Italien) verlief die Suche über die Regionalbehörde (Regione Lombardia).

---

[5] Vgl. Dierks / Nitz et al. (2003), S. 20 ff.

Bei der Bearbeitung des Themas e-card in Österreich wurde auch Kontakt aufgenommen mit dem strategischen Leiter der Sozialversicherungs-Chipkarten Betriebs- und Errichtungsgesellschaft, der zahlreiche Informationen zur Verfügung stellte. Auch wurden mir von der European Health Telematics Association Informationen zu den anderen EU-Projekten zur Verfügung gestellt.

Bei der Recherche wurde festgestellt, dass die ausländischen Projekte in deutschen Publikationen kaum Beachtung finden. Hierzu wäre eine jeweils nationale Datenbankrecherche vorteilhaft gewesen (beispielsweise die französischsprachige Literaturdatenbank PASCAL), jedoch war dies aufgrund mangelnder Zugriffsrechte nicht möglich.

3. DIE PATIENTENKARTENMODELLE IN DEN EINZELNEN LÄNDERN

3.1. DIE CARTE VITALE 2 IN FRANKREICH

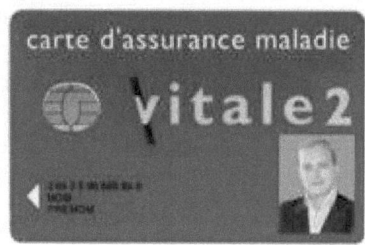

3.1.1. GESETZLICHE GRUNDLAGEN UND BISHERIGE ENTWICKLUNG

Die französische Ausprägung der elektronischen Patientenkarte heißt _Carte Vitale._ Die Einführung der ersten Version dieser Versichertenkarte (Carte Vitale 1) wurde durch die Verordnung des damaligen Premierministers Alain Juppé – die sogenannte _Ordonnance_

Juppé – Ende der 1990er Jahre verabschiedet und ist seither in dem französischen Sozialversicherungsgesetz (Code de la Sécurité Sociale, CSS) gesetzlich verankert.

Somit ersetzte die Carte Vitale die papierbasierte Sozialversicherungskarte. Das Ziel war es, das System der Kostenerstattung zu modernisieren und die Abläufe für die Versicherten zu vereinfachen.[6]

In dieser Absicht wurde die Interessensgruppe GIE SESAME-Vitale gegründet. Sie beschäftigt sich unter anderem mit der Entwicklung des Programms, des technischen Designs und mit der Ausgabe der Smart-Cards.[7]

Anders als in anderen Ländern der Europäischen Union, wurden in Frankreich nicht nur die Versicherten mit Karten ausgestattet, sondern auch bereits die Heilberufler.[8] Insgesamt betrachtet sind derzeit 55 Millionen Patientenkarten sowie 600.000 Heilberufeausweise im Umlauf. Als technische Infrastruktur stehen weiter 200.000 Kartenlesegeräte und 20.000 Karten-Update-Terminals zur Verfügung.[9] An den Karten-Update-Terminals kann eine Aktualisierung der Daten seitens des Versicherten vorgenommen werden.

3.1.2. VON DER CARTE VITALE 1 ZUR CARTE VITALE 2

In der unten abgebildeten Darstellung sind die Dateninhalte der Carte Vitale 1 aufgelistet. Es wird deutlich, dass auf der Karte keinerlei medizinischen Informationen hinterlegt sind.

---

[6] Vgl. Ministère de la Santé et des Solidarités (2006), S.2.
[7] Vgl. Mouille (2006), S. 115.
[8] Vgl. Ministère de la Santé et des Solidarités (2006), S.2.
[9] Vgl. Mouille (2006), S. 115.

Darstellung 1: Kartendateninhalte der französischen Carte Vitale 1

Quelle: Distrimed, http://www.distrimed.com/teletrans/cartevitale.htm

Dennoch wird der Zugriff auf die auf dem Chip gespeicherten Daten nur mit dem sogenannte 2-Karten-Mechanismus gewährt. Hierzu werden die Patientenkarte zusammen mit dem Heilberufeausweis in ein eigens dafür konzipiertes Kartenlesegerät eingesteckt. Der Mechanismus ist bereits bei der ersten Version der Carte Vitale zu Abrechnungszwecken notwendig gewesen.

Die Subsitution der Carte Vitale 1 (CV 1) durch seinen Nachfolger der Carte Vitale 2 (CV 2) ähnelt in den Absichten der Weiterentwicklung der Krankenversichertenkarte hin zur elektronischen Gesundheitskarte in Deutschland. Damit verbunden sind einige Weiterentwicklungen.

Im Unterschied zu seinem Vorgänger verfügt die CV 2 eine erweiterte Speicherkapazität von ehemals 4 KB auf 32 KB. Auch optisch unterscheidet sie sich dahingehend, dass die CV 2 ein Foto auf der Frontseite enthält. Das Foto wird zusätzlich in digitalisierter Form auf dem Chip gespeichert.[10]

---

[10] Vgl. GIE SESAME-VITALE (2006).

3.1.3. ERWEITERUNGEN DER ZWEITEN GENERATION

Die neue Kartengeneration zeichnet sich insbesondere durch drei neue Erweiterungen aus: Die persönliche Krankenakte *(Dossier Medical Personnel, DMP)*, das elektronische Rezept und die Aufnahme medizinischer Notfalldaten.

Die persönliche Krankenakte ist der zentrale Datenplatz, wo Ärzte und andere Leistungserbringer patientenbezogene medizinische Daten ablegen können. Diese sensiblen Daten werden auf Servern gespeichert.[11] Die Carte Vitale zusammen mit dem Heilberufeausweis dienen dann als Zugriffsschlüssel auf den Server.[12] Man erhofft sich damit eine bessere Qualität der Versorgung (vgl. 1.2.).

Jene Zielsetzung, die bereits bei der Digitalisierung der Abrechnung bei der ersten Generation der Carte Vitale verfolgt wurde – also die Kosteneinsparung – ist u.a. auch das Bestreben bei der Idee des *elektronischen Rezeptes.* Die bislang papierbasierten Verschreibungen sollen künftig digitalisiert vorgenommen werden (vgl. eGK in Deutschland).

Nicht nur im Verwaltungsbereich können Kosten gespart werden, sondern auch bei den Arzneimittelausgaben.

Mit dem Einsatz des elektronischen Rezeptes können Fehlverschreibungen vermindert und als Folge auch unnötige Nebenwirkungen verhindert werden, insbesondere wenn auf die digitale Krankenakte zurückgegriffen wird. Auch preiswertere Generika können gezielt verschrieben werden.[13]

Der Zugriff in den Bereich des elektronischen Rezeptes erfolgt mit dem bereits beschriebenen 2-Karten-Mechanismus.[14]

Schließlich ist als dritte Erweiterung die Aufnahme von *medizinischen Notfalldaten* wie die Blutgruppe, die derzeitige Behandlung aber auch der Name des behandelnden Arztes geplant. Dies verlangt einen speziellen Sicherheitsmechanismus, denn nur der

---

[11] Vgl. Mouille (2006), S. 116.
[12] Vgl. GIE SESAME-VITALE (2006).
[13] Vgl. Mouille (2006), S. 116.
[14] Vgl. Mouille (2006), S. 116.

Notarzt soll auf diese Daten zugreifen können und dann auch ausschließlich auf die Notfalldaten.[15]

Darüber hinaus sollen laut Gesundheits- und Sozialministerium ab Mitte 2007 auch Organspendedaten auf Wunsch des Karteninhabers auf die Karte aufgenommen werden.[16]

3.1.4. DER EINFÜHRUNGSPROZESS

Das französische Gesundheits- und Sozialministerium rechnet mit der vollständigen Ausgabe der Carte Vitale 2 im Jahre 2010. Die Ausgabe beginnt Ende 2006 in der Region Brétagne und wird dann fortfolgend regional weitergeführt. Die CV 2 wird bevorzugt erst denjenigen ausgehändigt, die unter den alten Regelungen noch nicht Inhaber einer Carte Vitale gewesen sind. Dies können Neuversicherte oder Jugendliche ab 16 Jahren sowie jene Versicherte sein, die ihre Karte entweder verloren haben oder deren Karte defekt ist. Schließlich beginnt die Austeilung für alle Versicherten Mitte des Jahres 2007.

Darstellung 2:Verteilung der Carte Vitale 2
in Frankreich in den Jahren 2007-2010;
[Angaben in Millionen]

2007	2008	2009	2010
11,6	14,8	15,9	16,9

Quelle: eigene Darstellung / Ministère de la Santé et des Solidarités 2006

---

[15] Vgl. Mouille (2006), S. 116.
[16] Ministère de la Santé et des Solidarités (2006), S. 4.

3.2. DIE ELEKTRONISCHE GESUNDHEITSKARTE (EGK) IN DEUTSCHLAND

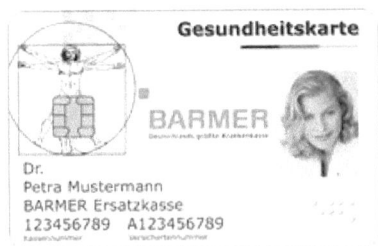

3.2.1. GESETZLICHE GRUNDLAGEN UND ORGANISATION

Die Einführung der elektronischen Gesundheitskarte (eGK) in der Bundesrepublik Deutschland und damit einhergehend die Erweiterung der bisherigern Krankenversichertenkarte nach § 291 SGB V ist seitens des Gesetzgebers im § 291a SGB V geregelt. Die neuen Regelungen gehen aus dem Gesetz zur Modernisierung der gesetzlichen Krankenversicherung (GMG), das am 1. Januar 2004 in Kraft trat, hervor.

Zwecks der *„Einführung, Pflege und Weiterentwicklung der eGK und ihrer Infrastruktur als Basis für Telematikanwendungen im Gesundheitswesen"*[17] wurde Anfang des Jahres 2005 die gematik (Gesellschaft für Telematikanwendungen der Gesundheitskarte mbH) als Betriebsorganisation gegründet. Dieses Gremium setzt sich aus 15 Gesellschaftern – paritätisch aus Leistungserbringern und Kostenträgern gebildet - zusammen. [18]

Die bundesweite Einführung der elektronischen Gesundheitskarte bzw. die Erweiterung der bisherigen Krankenversichertenkarte zur eGK hatte laut SGB V bis spätestens zum 1. Januar 2006 zu erfolgen. [19] Stattdessen jedoch laufen seit dem Ende des Jahres 2005 Testprojekte in acht Regionen: Bochum und Essen, Bremen, Flensburg, Heilbronn, Ingolstadt, Löbau-Zittau, Trier und Wolfsburg. Diese Feldtests mit bis zu 10.000

---

[17] gematik (2006).
[18] Vgl. SGB V, § 291b, Abs. 2, Satz 1.
[19] Vgl. SGB V, § 291a, Abs. 1.

teilnehmenden Versicherten stellen die 3. Stufe der insgesamt 4-stufigen Einführungsphase dar. [20]

3.2.2. VON DER KRANKENVERSICHERTENKARTE ZUR ELEKTRONISCHEN GESUNDHEITSKARTE

Die Krankenversichertenkarte wurde in Chipkartenform als Krankenscheinersatz eingeführt. Dies wurde 1988 im Gesundheitsreformgesetz (GRG) beschlossen. Mit dem GRG wurde das Recht der Gesetzlichen Krankenversicherung neu geregelt und im § 291 SGB V zusammengefasst.

Die Krankenversichertenkarte dient dem gesetzlich Versicherten als Nachweis des Versicherungsschutzes gegenüber dem Leistungserbringer und somit zur Inanspruchnahme vertragsärztlichen Versorgung. Die Leistungserbringer nutzen die Kartendaten zum Zwecke der Leistungsabrechnung. Alle Versicherten der gesetzlichen Krankenversicherung (GKV) in Deutschland – d.h. etwa 70 Millionen Bürger – sind in Besitz der Krankenversichertenkarte.

In der unten abgebildeten Darstellung sind die Dateninhalte der Krankenversichertenkarte auf einem Blick aufgelistet. Sie spielen bei der Betrachtung der elektronischen Gesundheitskarte in dem Maße eine Rolle, als dass diese Dateninhalte als administrative Versichertendaten auch auf die eGK aufgenommen werden.

---

[20] vgl. Bundesministerium für Gesundheit (2006), http://www.die-gesundheitskarte.de.

Darstellung 3: Kartendateninhalte der deutschen Krankneversichertenkarte

Quelle: eigene Darstellung in Anlehnung an § 291 SGB V

Die elektronische Gesundheitskarte wird als Krankenversichertenkarte der 2. Generation die bereits bestehende Krankenversichertenkarte (KVK) ablösen.

Anders als bei der KVK (Speicherchipkarte) handelt es sich bei der elektronischen Gesundheitskarte um eine mikroprozessorgestützte Karte.[21] Die Daten auf der KVK sind weder verschlüsselt noch verfügt sie über einen speziellen Zugangsschutz.

Es handelt sich beim Vorhaben zur Einführung der eGK um das *„weltweit größte EDV-Projekt"* [22]. In welcher Höhe dies Auswirkungen auf die **Kosten des Projektes** hat, das ist je nach Interessensposition der Akteure unterschiedlich.

Der Verband der Angestellten-Krankenkassen (VdAK) und der Arbeiter-Ersatzkassen-Verband (AEV) rechnen mit Investitionskosten in Höhe von 1,4 Milliarden Euro. Auch das Bundesministerium für Gesundheit kalkulierte unweit dessen mit 1,6 Milliarden Euro. Die Spitzenverbände schätzen die Betriebskosten im ersten Jahr auf maximal 148 Millionen Euro, demgegenüber mit Einsparungen in Höhe von 516 Millionen Euro.

Folglich ist etwa mit einer Amortisationsdauer von knapp 4 Jahren zu rechnen. An dieser Stelle sei jedoch auch bemerkt, dass andere Quellen auch von 4 Milliarden Gesamtkosten sprechen (so der Verband der Privaten Krankenversicherungen, PKV).

---

[21] Vgl. Bundesministerium für Gesundheit (2006), http://www.die-gesundheitskarte.de.
[22] Meister (2005), S. 741.

Sie berücksichtigen in ihrer Kalkulation zusätzlich die Kosten für die bundesweite Aufstellung der Kartenterminals.[23]

3.2.3. ERWEITERUNGEN DURCH DIE EGK

Die Funktionen der elektronischen Gesundheitskarte teilen sich in einen gesetzlich vorgeschriebenen Pflichtteil und einen freiwilligen Teil. Der verpflichtende Teil besteht aus rein administrativen Funktionen wie die Versichertendaten, die Daten der *Europäischen Krankenversicherungskarte (European Health Insurance Card, EHIC)*[24] und Daten des elektronischen Rezeptes. Auf der anderen Seite beinhalten die Funktionen der Stufe III und IV (Notfalldatensatz, Patientenquittung, usw.) auch medizinische Informationen und sind datenschutzrechtlich begründet freiwillig, *„denn durch die Einführung der elektronischen Gesundheitskarte darf sich die datenschutzrechtliche Position des Patienten nicht verschlechtern"*[25]. Nachfolgend sind die einzelnen Funktionserweiterungen der eGK graphisch veranschaulicht.

Darstellung 4: Stufenweise Einführung der Funktionen der elektronischen Gesundheitskarte in Deutschland

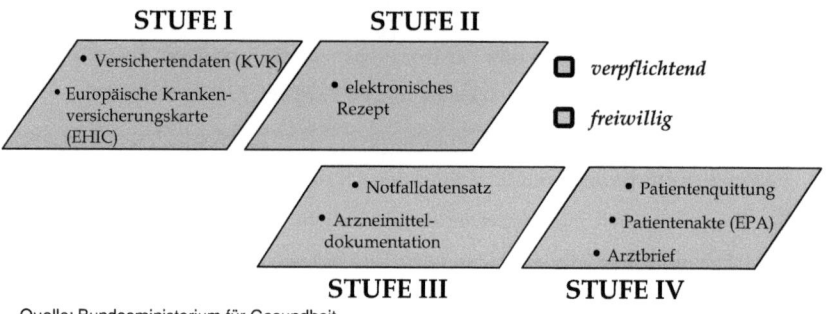

Quelle: Bundesministerium für Gesundheit

Die Funktionen werden schrittweise in 4 Stufen eingeführt.

---

[23] Vgl. Hausmann (2005), S. 29.
[24] *Die EHIC ersetzt alle bislang genutzten Papiervordrucke (bspw. Auslandskrankenschein E111) während eines vorübergehenden Aufenthalts in EU-Mitgliedsstaaten, EWR-Staaten und der Schweiz.*
[25] Schurig / Schneider (2005), S. 214.

Die *elektronische Patientenakte* (EPA) kann Informationen über die individuelle Krankengeschichte enthalten. Auch Laborbefunde, Operationsberichte, Röntgenbilder und digitale Daten anderer Untersuchungen können hier gespeichert werden.[26]

Bei der *Patientenquittung* handelt es sich um Daten über in Anspruch genommene Leistungen unter Angabe ihrer vorläufigen Kosten.[27] Ziel ist es die Kostentransparenz zu erhöhen und den kostenbewussten Umgang mit medizinischen Leistungen zu steigern. Dem Patienten wird so ermöglicht die Kosten zu überblicken und dadurch beispielsweise die Gefahr des Abrechnungsbetruges durch die behandelnden Ärzte zu verringern.

3.2.4. DER ZUGRIFFSMECHANISMUS

Der Datenzugriff auf die elektronische Gesundheitskarte unterscheidet das reine Lesen der Informationen und das Verändern bzw. Schreiben von Daten. Nicht jeder ist befugt beides zu tun. Die unten abgebildete Grafik veranschaulicht diesen differenzierten Zugriffsmechanismus.

Darstellung 5: Zugriffsmechanismus zu den einzelnen Funktionen der elektronischen Gesundheitskarte

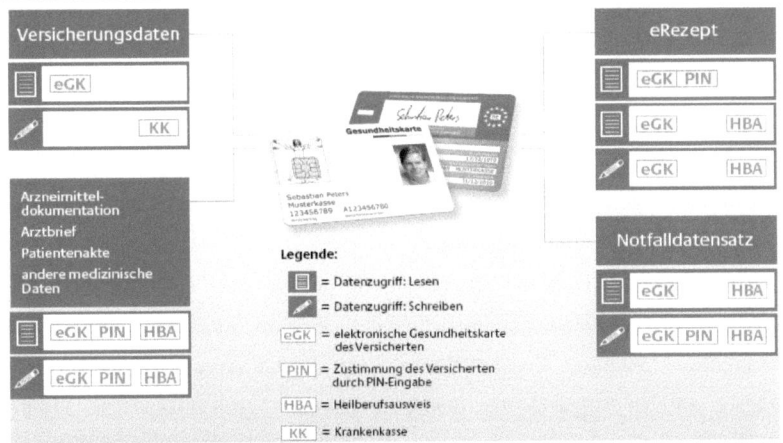

Quelle: Bundesministerium für Gesundheit, http://www.die-gesundheitskarte.de

---

[26] Vgl. Bundesministerium für Gesundheit (2006b), S. 9.
[27] Vgl. Meister (2005), S. 745.

Die reinen Versicherungsdaten können ohne PIN aus der eGK ausgelesen werden. Einige Stammdaten sind bereits auf der Karte (bzw. Kartenrückseite als EHIC) sichtbar. Die sensibelsten Daten stellen all diejenigen Informationen dar, die in der Arzneimitteldokumentation, im Arztbrief und in der Patientenakte enthalten sind. Diese können ausschließlich mit dem Zwei-Schlüssel-Prinzip, d.h. in Anwesenheit der eGK und des Heilberufeausweises mit Eingabe der PIN ausgelesen bzw. verändert werden. Der Zugriff auf den Notfalldatensatz unterliegt ebenfalls diesem Prinzip.

3.3. DIE E-CARD IN ÖSTERREICH

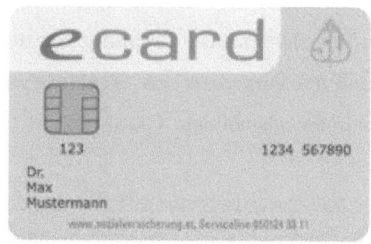

3.3.1 GRUNDLAGEN DES E-CARD PROJEKTES

Die 56. Novelle des Allgemeinen Sozialversicherungsgesetzes (ASVG) ist die Rechtsgrundlage für die Einführung der Sozialversicherungs-Chipkarte (e-card) im österreichischen Gesundheitswesen.

Die e-card fungiert nicht nur als Sozial- und Krankenversicherungkarte, sondern bietet darüber hinaus der Bevölkerung auch Funktionen einer Bürgerkarte. Der Karteninhaber kann diese freiwillige Zusatzfunktion durch Registrierung freischalten lassen und folglich an den Möglichkeiten des E-Government – d.h. behördliche Erledigungen elektronisch abzuwickeln – teilnehmen. [28]

---

[28] Vgl. SV-ChipBE (2006).

Im Gesundheitswesen löst die e-card, wie die Krankenversichertenkarte in Deutschland, zunächst einmal den Krankenschein ab. Als Folge der nun papierlosen Abwicklung wird die Ausstellung und Archivierung von rund 42 Millionen Papierkrankenscheinen eingespart. [29] Nach Vorstellung des österreichischen Rechnungshofes werden sich die gesamten projektbezogenen Kosten auf rund 130 Millionen Euro belaufen. [30]

Die Verteilung der Chipkarten an die Versicherten sowie die Ausstattung der Arztpraxen mit der notwendigen Infrastruktur (Adapter und Kartenlesegerät) begann am 30.05.2005 – mit einer Rate von etwa 2 Millionen e-cards und 100 Arztpraxen pro Tag – und dauerte laut Chipkarten Betriebs- und Errichtungsgesellschaft 6 Monate. [31] Insgesamt wurden 8,2 Millionen Versicherte und 10.000 Ärzte ausgestattet.

Bislang sind also nur Arztpraxen in das e-card-Netz eingebunden. Im Rahmen der Gesamtkonzeption der österreichischen Gesundheitstelematik sollen jedoch künftig auch Krankenhäuser an das Netz angeschlossen werden.[32]

3.3.2. DATEN AUF DER E-CARD

Auf der Vorderseite der Karte befinden sich der Vor- und Familienname, der Titel, sowie Versicherungs- und Kartenfolgenummer. Ferner besitzt auch die e-card auf der Rückseite die standardisierten Daten der Europäischen Krankenversicherungskarte (EHIC). Diese Daten sind also für alle von außen ohne jegliche Zugangsbeschränkung sichtbar.

Die Karte verfügt über einen 36 KB großen Speicherchip. Der Chip enthält zwei unterschiedlich zugängliche Datenbereiche.

Zum einen werden im sogenannten „Public-Breich" – also für alle nach Einlesen der Karte sichtbar – Daten wie Geschlecht und Geburtsdatum vorgehalten. Diese

---

[29] Vgl. Krüger-Brand (2006), S. 88.
[30] Vgl. Der Rechnungshof (2006), S. 49.
[31] Vgl. Otter (2006), S. 102.
[32] Vgl. Otter (2006), S. 98.

Vorrichtung dient dem Zweck, um beispielsweise einen Missbrauch der Karte durch veränderte Aufschrift vorzubeugen.

Zum anderen kann der Leistungserbringer nach Einlesen und erfolgter positiver Anspruchsabfrage vom e-card Server die in Darstellng Nr. 6 erwähnten verrechnungsrelevanten Patientendaten einsehen.[33]

Darstellung 6: Kartendateninhalte der österreichischen e-card

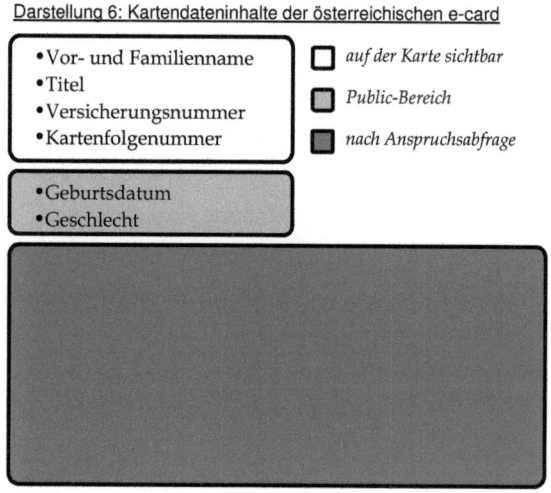

Quelle: eigene Darstellung in Anlehnung an SV-ChipBE

Es sind zahlreiche *Erweiterungen* der e-card Applikationen bzw. Systemerweiterungen geplant. Als Wesentliche können hier die Aufnahme von *Notfalldaten,* die Einführung des *elektronischen Rezeptes* (eRezept) und die Führung einer *elektronischen lebensbegleitenden Gesundheitsakte* (ELGA) genannt werden. Des weiteren ist die Karte für die Aufnahme einer elektronischen Unterschrift vorbereitet.[34]

In Art und Zielsetzung sind diese Vorhaben vergleichbar mit jenen der deutschen Gesundheitskarte und der französischen Carte Vitale 2.

---

[33] Vgl. o.V. (2005), S. 1ff.
[34] Vgl. Otter (2006), S. 98 ff.

3.3.3. DIE SYSTEMINFRASTRUKTUR

Der Datenaustausch zwischen der Arztpraxis und dem Kostenträger erfolgt über das Gesundheits-Informations-Netz (GIN) auf ADSL-Basis, das vom österreichischen Telekommunikationsanbieter Telekom Austria betrieben wird.[35] Als Voraussetzung für die Nutzung des Informationsnetzes bzw. der *Infrastruktur* ist zwingend ein Adapter (GINA-Box) notwendig. Mittels des GIN können die Ärzte auch Befunde übertragen oder gar Internet-Dienste der Ärzteschaft nutzen.[36] Dies *„schafft eine (...) Breitbandvernetzung im Gesundheitsweisen und bildet gleichzeitig die Infrastruktur für eine Reihe zukunftsweisender Folgeprojekte"*[37].

3.4. DIE HEALTH INSURANCE CARD IN SLOWENIEN

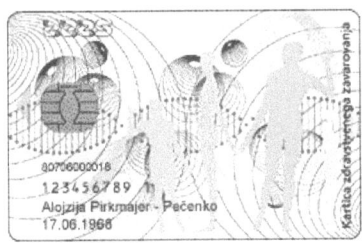

3.4.1. DIE ENTWICKLUNG DER HIC

Das slowenische Institut für Krankenversicherung (Health Insurance Institute of Slovenia, HIIS)[38] ist der Betreiber des Health Insurance Card (HIC) - Projektes. Das HIIS ist staatlicher Anbieter der gesetzlichen Pflichtversicherung für alle Einwohner Sloweniens.

---

[35] Vgl. Telekom Austria (2006).
[36] Vgl. Otter (2006), S. 101.
[37] SV-ChipBE (2006), http://www.chipkarte.at/esvapps/page/page.jsp?p_pageid=220&p_menuid=62504&p_id=2.
[38] *Im Original: Zavod za zdravstveno zavarovanje Slovenije, ZZZS*

Dazu sei angemerkt, dass das slowenische Gesundheitssystem aus einer Kombination zweier Versicherungsformen besteht.

So sind alle Einwohner (ca. 2 Millionen) in der Pflichtversicherung gesetzlich pflichtversichert. Vorsorge- und Notfallbehandlungen sowie einige Indikationen als auch die Behandlung von Kindern werden in dieser Versicherungsform in vollem Umfang erstattet. Für alle anderen Behandlungen sind Selbstbeteiligungen seitens der Versicherten zu leisten. Die Zuzahlungen können aber mittels der freiwilligen Zusatzversicherung abgedeckt werden.[39]

Das HIIC begann sehr früh mit der Automatisierung und Digitalisierung des Gesundheitswesens Anfang der 1990er Jahre. Die Leistungserbringer wurden mit notwendiger EDV ausgestattet, so dass schon damals Verwaltungsarbeiten wie z.B. Abrechnungen elektronisch ausgetauscht wurden.[40] Im September 1995 fiel jedoch letztlich der Startschuss für die slowenische Patientenkarte mit Absicht der erweiterten Nutzung der Internettechnologie und der Einführung von Smart-Cards. Ziel waren die Reduktion der Verwaltungsarbeit, Qualitätsverbesserungen in der Leistungserbringung (vgl. 1.2.) und die Verbesserung der Sicherheit für persönlich Daten. [41]

Nach einigen erfolgreichen Pilotprojekten konnte das HIC-System landesweit eingeführt werden und löste nach und nach bis Sommer 2000 das alte papierbasierte Versicherungsheft ab.[42]

3.4.2. DIE SYSTEMINFRASTRUKTUR

Das Health Insurance-Card System besteht aus der Mikroprozessor-Karte des Versicherten (Health Insurance Card, HIC) und dem Heilberufeausweis (Health Professional Card, HPC).

---

[39] Vgl. Zorko (2006), S. 105.
[40] Vgl. Suselj (2001), S. 2.
[41] Vgl. Suselj (2001), S. 2.
[42] Vgl. Health Insurance Institute of Slovenia (2006), http://www.zzzs.si.

Die HIC ist eine Mikroprozessorkarte mit 16 KB Speicherkapazität und verfügt über einen 16-Bit Prozessor. [43] Die nachfolgende Abbildung zeigt tabellarisch die auf der Karte enthaltenen Daten.

Darstellung 7: Kartendateninhalte der slowenischen HIC

Quelle: eigene Darstellung / Zorko (2006) / HIIS

Die HIC kann nur in Kombination mit dem Heilberufeausweis ausgelesen oder modifiziert werden. Mit Hilfe eines *Kartenlesegerätes*, das über zwei Schnittstellen verfügt, können diese beiden Karten dann miteinander kommunizieren. Derzeit sind rund 6.200 Lesegeräte im Betrieb.[44] Ferner, sind landesweit nahezu 300 sogenannter *Self-Service Terminals* aufgestellt. Hier können die Versicherten jederzeit die Daten ihrer Karte updaten aber auch online Informationen einsehen und sich umfassend über das Gesundheitssystem informieren. Sollte es zu Erweiterungen der Funktionsmöglichkeiten der Karte kommen, kann die Karte entsprechend am Terminal aktualisiert werden.[45]

---

[43] Vgl. Health Insurance Institute of Slovenia (2006), http://www.zzzs.si und Vgl. Zorko (2006), S. 105.
[44] Vgl. Health Insurance Institute of Slovenia (2006), http://www.zzzs.si.
[45] Vgl. Zorko (2006), S. 106.

3.4.3. DIE GEPLANTEN WEITERENTWICKLUNGEN

Bislang enthält die HIC ausschließlich administrative Daten sowie Daten über die Versicherung und zur Identifizierung des Versicherten (vgl. 3.4.2.).

Zukünftig soll sie jedoch auch medizinische *Notfalldaten* wie Angaben über vorliegende Allergien, Medikamentenempfindlichkeiten oder bereits eingenommene Medikamente in die Karte aufgenommen werden. [46] Letzteres läuft bereits im Rahmen eines Pilotprojektes in der Region Nova Gorica.

Neben aber auch besonders wegen dieser Datenerweiterungen sind besondere Verschlüsselungen der sensiblen medizinischen Daten von Nöten. Die Public Key Infrastruktur wird die Funktionalität der Health Insurance Card wesentlich erweiterbar und diese Karte zu einem sicheren Zugangsschlüssel zu unterschiedlichsten Datenservern machen. [47]

---

[46] Vgl. Zorko (2006), S. 107 u. Health Insurance Institute of Slovenia (2006), http://www.zzzs.si.
[47] Vgl. Zorko (2006), S. 107.

3.5. DIE CARTA REGIONALE DEI SERVIZI – SISTEMA INFORMATIVO SOCIO SANITARIO (CRS-SISS) IN ITALIEN (PROJEKTREGION LOMBARDEI)

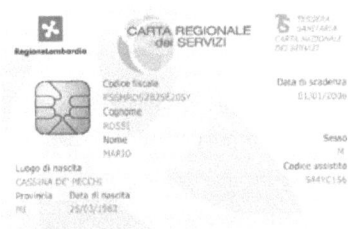

3.5.1. GRUNDLAGEN UND PROJEKTORGANISATION

Vier Regionen in Italien - Bologna, Siena, Brescia und die Lombardei – führten im Rahmen des _NETLINK-Projektes_[48] gemäß nationalen Standards Dienstelistungs-Smart-Cards jeweils als regionales Pilotprojekt ein.

Die _Carta Regionale dei Servizie (CRS) della Lombardia_ (regionaler Dienstleistungsausweis der Lombardei) ist eines der umfassendsten und erfolgreichsten dieser Projekte und wird deshalb in dieser Arbeit näher betrachtet.

Die norditalienische Region Lombardei entschied im September 2003 ein Sozialversicherungsinformationssystem (Sistema Informativo Socio Sanitario, SISS) zu implementieren.[49] Zuvor wurde das Projekt in einem mehrjährigen Feldversuch in der Provinz Lecco mit 320.000 Bürgern erfolgreich getestet. Das Projekt wird vom italienischen Unternehmen _Lombardia Informatica_ koordiniert; _Siemens Informatica_ (ein Joint Venture zwischen Siemens und Telecom Italia) war für die Entwicklung und Distribution der Smart Cards zuständig.[50] Die CRS-SISS wurde bis April 2005 an etwa

---

[48] _Hierbei handelt es sich um ein Modellprojekt, um den Einsatz von Telekommunikationsnetzwerken und Karten im Bereich der Verwaltung der grenzüberschreitenden Patientenwanderungen zu testen. Projektbeteiligte sind Deutschland, Frankreich, Italien und Kanada._
[49] Vgl. Siemens Informatica (2005), S.1.
[50] Vgl. Kleinschmidt (2006), S. 112.

neun Millionen Bürger der Region unentgeltlich ausgehändigt und zusätzlich erhielten ca. 145.000 Ärzte, Apotheker und Angestellte im Gesundheitswesen Heilberufeausweise (Carta SISS).

3.5.2. FUNKTION UND FUNKTIONALITÄT DER CRS-SISS

Die CRS-SISS als Kombination von Bürger- und Gesundheitskarte bietet weitgehende Möglichkeiten für den Bürger und Patienten. Einerseits hat der Bürger mit ihr einen leichten und sicheren Zugriff auf Informationen, die im Leistungserbringersektor genutzt und ausgetauscht werden. Andererseits erleichtert das SISS die Verwaltungsarbeit insbesondere mit der Funktionalität des elektronischen Rezeptes.

Die Anwendungsmöglichkeiten der CRS-SISS im Gesundheitswesen sind weit reichend. Zunächst dient sie als Anspruchsberechtigung auf eine medizinische Behandlung. Hierzu wird die Karte in ein Lesegerät eingesteckt. Anders als in den anderen bislang vorgestellten Patientenkartenmodellen wird der Heilberufeausweis des Arztes in ein eigenes Lesegerät eingelesen. Als Folge sind nun beide, Arzt und Patient über eine sichere Datenverbindung beim Gesundheitsserver angemeldet.

Nach Eingabe der PIN kann der Arzt auf die Daten des Patienten zugreifen und nun Untersuchungen anordnen oder elektronische Rezepte ausstellen. Die Verschreibung gelangt auf den Gesundheitsserver und der Apotheker kann dann mit seinem Heilberufeausweis und einer PIN-Eingabe auf diese zugreifen.

3.5.3. DATEN AUF DER CRS-SISS

Die CRS-SISS ist eine Mikroprozessorkarte mit 32 KB Speicherplatz.

Sie enthält in verschlüsselter Form *Personalien des Versicherten* und *administrative Daten*. Aufgrund dessen kann sie an Stelle des papierbasierten italienischen Krankenversichertenausweises (Tesserino Sanitario, TS) genutzt werden.[51]

Auf der Rückseite enthält die Karte den Aufdruck der Europäischen Krankenversicherungskarte (EHIC). Schließlich entspricht sie dadurch der Funktionalität einer Bürgerkarte, als dass sie das *Geburtsdatum* und die *Steuernummer* (entspricht in Italien der nationalen Kennnummer) beinhaltet. Ferner unterstützt sie die Technologie zur digitalen Signatur.

Als medizinische Information enthält sie Angaben über die *Medikation* sowie *Ergebnisse von vorangegangenen Untersuchungen und Notfalldaten.*

Hierbei kann nach italienischem Datenschutzrecht der Karteninhaber und Patient den Zugriff auf von ihm als sensibel erachtete Daten verweigern.[52] Jedoch hat ein Notarzt, soweit es sich als notwendig erweist, auf eigene Verantwortung Zugriff auf diese vom Patienten ‚verdunkelnden' Daten.

---

[51] Vgl. Siemens Informatica S.p.A. (2006),
http://www.siemens.com/index.jsp?sdc_rh=null&sdc_flags=null&sdc_sectionid=0&sdc_secnavid=0&sdc_3dnvlstid=&sdc_count ryid=84&sdc_mpid=0&sdc_unitid=2&sdc_conttype=15&sdc_contentid=1164198&sdc_langid=4&sdc_pnid=&.
[52] Vgl. Kleinschmidt (2006), S. 111 ff.

4.   DISKUSSION UND FAZIT

Die in dieser Arbeit vorgestellten Kartenmodelle der fünf europäischen Länder verfolgen alle die Motive telematischen Handelns (vgl. 1.2.). Ziel aller Projekte ist die Qualitätsverbesserung im Gesundheitswesen durch schnellere und leichtere Auswertung und Übermittlung digitaler Daten. In den bereits etablierten Projekten sind auch nachweislich Kosteneinsparungen durch den Medienwechsel erreicht worden. Bedingt ist die Qualitätssteigerung im wesentlichen durch die verbesserte Kommunikation zwischen Leistungserbringern, Patienten und Kostenträgern. Eine fundamentale Veränderung, die die elektronische Patientenkarte mit sich bringt, ist die aktive Beteiligung des Patienten an der medizinischen Leistungserbringung im Gesundheitswesen. Die Rolle des Patienten ist wesentlich gestärkt worden gestärkt („Patient Empowerment").

In Deutschland gibt es zwar eine zunehmende Verbreitung von eGovernment wie die Möglichkeit der Erstellung einer elektronischen Steuererklärung (ELSTER) oder wie das JobCard-Projekt des Bundeswirtschaftsministeriums, aber sie findet parallel und unabhängig vom Projekt der elektronischen Gesundheitskarte statt.

Anders verhält es sich mit dem e-card Projekt Österreichs und dem CRS-SISS Projekt in der Lombardei. Diese Kartenmodelle sind gleichzeitig in die eGovernment-Strategie integriert und neben der Nutzung als elektronische Patientenkarte als elektronische Bürgerkarte vorgesehen.

Dennoch gehört das deutsche eGK-Projekt zu den umfangreichsten. Von den fünf vorgestellten Systemen haben das deutsche und das französische Gesundheitswesen die längste Erfahrung mit dem Einsatz von flächendeckenden Gesundheitstelematikanwendungen. Sie können aus dem mehrjährigen Einsatz der Krankenversichertenkarte (KVK) und der Carte Vitale 1 notwendige und hilfreiche Erkenntnisse ziehen.

Die Einführung der Smart-Cards in Slowenien, Österreich und Italien sind

Italien: Lombardei (Milano) ist eines der wohlhabendsten Regionen Europas (Industrieregion)

Das E-Government-Projekt der e-card befindet sich in Österreich zwar noch in der Pilotphase mit einigen teilnehmenden Kommunalverwaltungen, jedoch ist diese Bürgerkartenfunktion europaweit einzigartig.

LITERATURVERZEICHNIS

BUNDESMINISTERIUM FÜR GESUNDHEIT (2006A): Online-Informationsportal zur elektronischen Gesundheitskarte, http://www.die-gesundheitskarte.de (Zugriff am 11.09.2006).

BUNDESMINISTERIUM FÜR GESUNDHEIT (2006B): Die elektronische Gesundheitskarte, Berlin.

DIERKS, C. / NITZ, G. ET AL. (2003): Gesundheitstelematik und Recht – Rechtliche Grundlagen und legislativer Anpassungsbedarf, Frankfurter Schriften, Band 2, MedizinRecht.de Verlag, Frankfurt a.M.

DER RECHNUNGSHOF (2006): Bericht des Rechnungshofes, Reihe BUND 2006/5, http://www.rechnungshof.gv.at/Berichte/Bund/Bund_2006_05/Bund_2006_05.pdf (Zugriff am 20.10.2006).

HAUSMANN, H. (2005): Die elektronische Gesundheitskarte kommt – Nutzen und Risiken der Telematik im Gesundheitswesen für Patienten und Gesellschaft, in: Friedrich-Ebert-Stiftung (Hrsg.), Gesprächskreis Verbraucherpolitik.

GIE SESAME-VITALE (2006): Espace Carte Vitale 2, http://www.sesam-vitale.fr/divers/vitale2/index.asp. (Zugriff am 16.10.2006)

GEMATIK (2006): Wer wir sind, gematik Gesellschaft für Telematikanwendungen der Gesundheitskarte mbH, http://www.gematik.de/(S(41o40lul42pbuz553b1fad55))/Wer_wir_sind.Gematik (Zugriff am 10.09.2006).

KLEINSCHMIDT, ANDREAS (2006): Alle profitieren von der Gesundheitskarte in der Lombardei, in: Hempel, V. / Jäckel. A. / Reum, L. (Hrsg.), Telemedizinführer Deutschland, 2. Sonderausgabe 2006, Seite 111-114.

KRÜGER-BRAND, H. (2006): e-card – Österreich auf der Datenautobahn, in: Deutsches Ärzteblatt, Jg. 103, Heft 3.

KRÜGER, G.; RESCHKE, D. (2002): Lehr- und Übungsbuch Telematik: Netzte – Dienste – Protokolle, 2. neu bearbeitete Aufl., Fachbuchverlag, Leipzig.

LEHMANN, THOMAS M. (2005): Handbuch der Medizinischen Informatik, 2. vollständig neu bearbeitete Auflage, Hanser, München.

LEONARDI, CARLO (2005): CRS-SISS – Project Overview, Presentation: Paris, 24.06.2005, http://www.rencontressantesocial.com/index.php?preaction=joint&id_joint=780.pdf.

MEISTER, JÖRG (2005): Elektronische Gesundheitskarte: Basis einer neuen Kommunikationsinfrastruktur im Gesundheitswesen, in: Das Krankenhaus, 97. Jahrgang, September 2005, Heft 9.

MINISTÈRE DE LA SANTÉ ET DES SOLIDARITÉS (2006): La Carte Vitale 2, http://www.ameli.fr/pdf/2749.pdf.

MOUILLE, STEFANE (2006): The French was to smarter healthcare, in: Hempel, V. / Jäckel. A. / Reum, L. (Hrsg.), Telemedizinführer Deutschland, 2. Sonderausgabe 2006, Seite 115-117.

O.V. (2005): Fragen und Antworten zum Datenschutz, SV-ChipBE, http://www.chipkarte.at/mediaDB/86396.PDF.

OTTER, HEINZ (2006): e-card in Austria, in: Hempel, V. / Jäckel. A. / Reum, L. (Hrsg.), Telemedizinführer Deutschland, 2. Sonderausgabe 2006, Seite 98-103.

PFEIFFER (2005): Die Bedeutung der Telematik für Qualität und Effizienz des Gesundheitswesens, S. 23-31, in: Gesellschaft für Versicherungswissenschaft und - gestaltung e.V. (GVG) (Hrsg.), Telematik im Gesundheitswesen - Perspektiven und Entwicklungsstand, Akademische Verlagsgesellschaft, Berlin.

SCHURIG, A. / SCHNEIDER, A. (2005): Elektronische Gesundheitskarte und elektronischer Heilberufeausweis aus der Sicht des Datenschutzes, in: Niederlag, W. / Rienhoff, O. / Lemke H. U. (Hrsg.), Smart Cards in telemedizinischen Netzwerken , Health Academy 02/2004, Dresden.

SGB V (2005): Sozialgesetzbuch (SGB) Fünftes Buch (V) - Gesetzliche Krankenversicherung - (v. 20. Dezember 1988, BGBl. I S. 2477), zuletzt geändert durch Gesetz über den Ausgleich von Arbeitgeberaufwendungen und zur Änderung (v. 22. Dezember 2005, BGBl. I S. 3686).

SIEMENS INFORMATICA S.P.A. (2005): Lombardy Region - CRS-SISS a Health Card Success Story, http://www.siemens.it/sbs/pdf/carta_regionale_servizi_en.pdf.

SIEMENS INFORMATICA S.P.A. (2006): Case History - La carta Regionale dei Servizi, http://www.siemens.com/index.jsp?sdc_rh=null&sdc_flags=null&sdc_sectionid=0&sdc_secnavid=0&sd c_3dnvlstid=&sdc_countryid=84&sdc_mpid=0&sdc_unitid=2&sdc_conttype=15&sdc_contentid=1164198 &sdc_langid=4&sdc_pnid=&.

SUSELJ, MARJAN (2001): Slovene Smart-card an IP Based Health-Care Information System Infrastructure, (in: International Journal of Medical Informatics, 2001, Vol. 61, No. 1, S.33-43), http://citeseer.ist.psu.edu/cache/papers/cs/23310/http:zSzzSzdenis.ijs.sizSzstudentsz SzpubzSztrcekijmi.pdf/slovene-smart-card-and.pdf.

SV-CHIPBE (2006): Sozialversicherungs- Chipkarten Betriebs- und Errichtungsgesellschaft mbH, Offizielle e-card Webseite, http://www.chipkarte.at.

TELEKOM AUSTRIA (2006): http://kmu.telekom.at/Produkte/OnlineServices/E-Card/index.php.

Zorko, Martina (2006): eHealth Solutions in Europe – Slovenian Experience, in: Hempel, V. / Jäckel. A. / Reum, L. (Hrsg.), Telemedizinführer Deutschland, 2. Sonderausgabe 2006, Seite 105-108.